CW00429872

Binge Eating In Italiano:

Guida al Binge Eating per Fermare

le Abbuffate

Indice

Il seguente eBook è riprodotto qui di seguito con l'obiettivo di fornire informazioni il più possibile accurate e affidabili. In ogni caso, l'acquisto di questo eBook può essere considerato come un consenso al fatto che sia l'editore che l'autore di questo libro non sono in alcun modo esperti sugli argomenti trattati e che le raccomandazioni o i suggerimenti che vengono fatti qui sono solo a scopo di intrattenimento. I professionisti devono essere consultati, se necessario, prima di intraprendere qualsiasi azione qui approvata.

La presente dichiarazione è ritenuta equa e valida sia dall'American Bar Association che dal Comitato dell'Associazione degli editori ed è giuridicamente vincolante in tutti gli Stati Uniti.

Inoltre, la trasmissione, la duplicazione o la riproduzione di una qualsiasi delle seguenti opere, incluse informazioni specifiche, sarà considerata un atto illegale, indipendentemente dal fatto che sia effettuata elettronicamente o su carta. Ciò si estende alla creazione di una copia secondaria o terziaria dell'opera o di una copia registrata ed è consentita solo con l'espresso consenso scritto dell'Editore. Tutti i diritti aggiuntivi sono riservati.

Le informazioni contenute nelle pagine seguenti sono considerate, in linea di massima, un resoconto veritiero e accurato dei fatti e, come tale, qualsiasi disattenzione, uso o abuso delle informazioni in questione da parte del lettore renderà qualsiasi azione risultante esclusivamente di loro competenza. Non esistono scenari in cui l'editore o l'autore originale di quest'opera possa essere in alcun modo ritenuto responsabile per eventuali disagi o danni che potrebbero verificarsi dopo aver intrapreso le informazioni qui descritte.

Inoltre, le informazioni contenute nelle pagine seguenti sono da intendersi solo a scopo informativo e vanno quindi considerate come universali. Come si addice alla sua natura, viene presentato senza garanzie sulla sua validità prolungata o sulla sua qualità provvisoria. I marchi menzionati sono fatti senza il consenso scritto e non possono in alcun modo essere considerati un'approvazione da parte del titolare del marchio.

Introduzione

Congratulazioni per aver scaricato *Binge Eating: Guida per fermare e superare l'eccesso* di cibo e grazie per averlo fatto. L'obesità è onnipresente oggi In molte città oltre la metà degli adulti è obesa e anche molti bambini lo sono. Uno dei maggiori fattori che contribuiscono all'obesità è il binge eating. Il binge eating è quando qualcuno è spinto a mangiare compulsivamente e continua a mangiare oltre il punto di sazietà e persino superato il punto di dolore fisico. Spesso avviene in uno stato di coscienza alterato in cui chi mangia non si accorge nemmeno di ciò che mangia. Il binge eating abbastanza spesso è un fattore che contribuisce all'epidemia di diabete.

I capitoli seguenti discuteranno le cause del binge eating e impareranno come fermarlo. Imparando cosa fa scattare un episodio di abbuffata, una persona ha il potere di interrompere il ciclo che la mantiene malsana e infelice. È anche spiegato perché le diete non vi faranno dimagrire né smetteranno di mangiare troppo. Vengono descritte le cattive abitudini che vi tengono bloccati nelle continue abbuffate insieme a un modo semplice per eliminarle. È inclusa una guida per creare un piano alimentare che vi darà il controllo completo sull'assunzione di cibo. Infine, un capitolo dedicato alle strategie per un continuo successo nell'evitare le abbuffate e le malattie ad esse associate.

Ci sono molti libri su questo argomento sul mercato, grazie ancora per aver scelto questo! Ogni sforzo è stato fatto per fornirvi quante più informazioni utili possibili, buon lettura!

Capitolo 1: Identificare e Superare le Cause dell'Abbuffata

Dite a voi stessi che non cederete questa volta. Dovete solo essere un po' più forti. È solo una questione di forza di volontà. Resistete per un po', e poi cedete alla voglia di abbuffarvi. Biscotti, gelato, riso fritto, tacos, non importa. Anche se è il cibo che amate, non lo apprezzate particolarmente. Lo mangiate senza pensare. Forse tutto in una volta o forse scegliete tutto il giorno. Potreste anche non ricordarvi di averlo mangiato dopo. Alla fine, iniziate a sentirvi male e troppo pieni. Ma continuate a mangiare. Ancora un po'... e poi non potete più mangiare. Non c'è fisicamente spazio nel vostro stomaco. Non potendo più mangiare, tutto ciò che resta da fare è sbarazzarsi delle prove e iniziare il ciclo del disgusto di sé e della vergogna. Ecco cosa si prova a mangiare in modo incontrollato.

L'abbuffata è un comportamento compulsivo. È ritualizzato e modellato. È guidato dal subconscio. Avete poco controllo su di esso. La voglia di abbuffarsi può essere divorante. Non inizia e finisce con il mangiare troppo. È un ciclo, un sistema che si perpetua. C'è un fattore scatenante, una sessione di alimentazione e poi vergogna e sensazione di malessere. Questi effetti collaterali vi lasciano più suscettibili a ricominciare il ciclo ancora e ancora.

Ci sono gravi ripercussioni sul binge eating. L'obesità e il diabete sono più spesso associati alle abbuffate. Ognuno ha costi sanitari e monetari potenzialmente schiaccianti. Ci sono complicazioni di salute mentale a lungo termine che derivano anche dal binge eating. L'immagine negativa del corpo e la vergogna associati ai disturbi alimentari possono stimolare la depressione e i sentimenti di impotenza. A parte i gravi effetti a lungo termine, ci sono anche effetti immediati. Nausea, dolore addominale e bassa energia hanno un impatto sulla qualità della vita, così come la sensazione di malessere che proviene dall'abbuffata al tuo corpo.

La causa del binge eating non è nota. È probabilmente una combinazione di fattori psicologici, ambientali e biologici, che agiscono tutti sulla mente subconscia. L'atto di abbuffarsi avviene in uno stato di coscienza alterato. Poiché queste sono entrambe aree in gran parte fuori dal nostro controllo cosciente, il modo migliore per risolvere il problema è affrontare qualcosa su cui abbiamo un certo controllo: i trigger.

Qualsiasi cosa può servire da trigger. Probabilmente ci sono tanti fattori scatenanti quante sono le persone. Dipende solo dall'individuo cosa li spronerà o meno ad abbuffarsi. Potrebbe essere un odore, un pensiero, stress al lavoro o a casa, o anche solo una cattiva abitudine.

Riconoscere i fattori scatenanti è necessario per interrompere il ciclo e smettere di mangiare incontrollato.

Alcuni trigger sono facilmente riconoscibili. La più ovvia è la fame. È il più ovvio e il più difficile da superare al momento. Più siete affamati, più cibo farete/ordinerete e più ne mangerete. Infatti, l'essere affamati garantisce di trasformare il prossimo pasto in una seduta di sovralimentazione seguita da malessere e vergogna.

Non tutti i trigger sono evidenti. Molti sono nascosti nella nostra psiche e persino nella nostra funzione metabolica. Significa che il vostro corpo si sta innescando a mangiare troppo e ad abbuffarsi. La disidratazione può essere un fattore scatenante. A volte il corpo invia un messaggio per consumare acqua facendovi venire sete. Ma poiché tutto il cibo contiene un po' d'acqua, il corpo può anche segnalarvi di mangiare per ricostituire le riserve d'acqua.

Bassi livelli di nutrienti necessari nel sistema portano al binge eating, poiché il corpo richiede più cibo per sostituirli. Qualunque sia il fattore scatenante, conoscerli è il primo passo per affrontarli.

Non dormire a sufficienza può rendervi meno vigili e quindi più suscettibili a mangiare troppo. Quando non vi sentite bene potete prendere decisioni sbagliate e farvi prendere da un ciclo di abbuffate. Di per sé, la mancanza di sonno può causare aumento di peso. Aggiungete in binge eating e potrete vedere come il rally della privazione del sonno funziona contro di voi nella vostra ricerca di una migliore salute.

Molti fattori scatenanti possono essere difficili da evitare, come lo stress. Non si sa mai quando si hanno problemi al lavoro o con il coniuge. Il mondo è un posto stressante e accadono cose indesiderabili casuali. Come si evita l'inevitabile? Non lo fate. Ci sono una varietà di cose che riducono lo stress che potete fare per calmarvi. Meditazione, esercizio fisico, esercizi di respirazione o altri metodi possono essere utilizzati per evitare di mangiare troppo.

La salute mentale può anche innescare il mangiare. La depressione e altri problemi di salute mentale possono farci abbuffare. Il cibo può essere usato per auto medicare. Ci calma ed esalta allo stesso modo delle droghe. Ha senso cercare di alleviare l'angoscia della malattia mentale con il cibo che porta alla necessità di aiuto da parte dei professionisti della salute mentale.

L'unico modo migliore per porre fine all'impulso di abbuffarsi è riconoscere i trigger e le trappole che ci portano ad abbuffarsi e ad altri comportamenti indesiderabili. Sapere quali sono i tuoi trigger ti dà il primo controllo sul binge eating. Mettere al lavoro questa conoscenza è il prossimo passo nella battaglia. Esercitatevi ad allontanarvi dai fattori scatenanti che vi riguardano. Fate in modo che non ci si faccia prendere dall'abitudine di rimanere intrappolati in queste trappole. Più lo fate, più facile diventa. Mantenersi nutriti e idratati. Scegliere cibi freschi di qualità superiore, quando possibile, per massimizzare la salute e il benessere è la chiave per sostenere una vita senza abbuffate. Abbiate cura di voi stessi e fate uno sforzo per rimanere in forma e attivi. Assicuratevi di dormire a sufficienza. La privazione del sonno può stimolare l'aumento di peso e il declino della salute, il che aumenta il rischio di fattori scatenanti. Con una sufficiente cura di sé, le abitudini alimentari malsane e i loro effetti possono essere ridotti al minimo.

Capitolo 2: Gestite il Cibo

Mangiamo cibo per produrre energia per noi stessi per fare tutte le cose necessarie alla sopravvivenza e per ricostituire le materie prime necessarie per costruire e riparare i tessuti del corpo. Sfortunatamente, molti degli alimenti che mangiamo oggi sono molto ricchi di calorie e molto poveri di nutrienti. Ciò ha portato a una popolazione obesa e malnutrita! Oltre all'obesità, il cibo che mangiamo causa il diabete e una cattiva salute generale. Per il mangiatore incontrollato, gli effetti di questa dieta si moltiplicano.

Gli alimenti consumati durante il binge eating tendono ad essere quasi esclusivamente le parti peggiori di una dieta già malsana. Abbuffarsi di cibi ad alto contenuto calorico come dolci trasformati, carni grasse e cibi fritti può aggiungere calorie per un'intera giornata in pochi minuti. Mangiare questi alimenti trasformati zuccherini può essere catastrofico per la salute di una persona. E non è finita qui. Ci sono almeno tre modi in cui gli alimenti trasformati possono *causare* o, almeno facilitare, il binge eating.

Picco di Zucchero nel Sangue

Gli alimenti ad alto contenuto di zucchero raffinato e carboidrati semplici (prodotti a base di farina sbiancata) vengono metabolizzati molto facilmente dal sistema digestivo. Possono essere scomposti in glucosio (zucchero nel sangue) in pochi minuti. Il glucosio è il carburante che usiamo per alimentare i nostri sistemi corporei. I livelli di glucosio nel nostro sangue aumentano quando mangiamo zuccheri e carboidrati semplici perché il corpo li scompone in carburante che viene depositato nel flusso sanguigno molto rapidamente. In altre parole, abbiamo a disposizione una grande quantità di carburante ... troppo, in effetti, da usare tutto in una volta. Il corpo reagisce alla glicemia alta rilasciando insulina, che avvia il processo di immagazzinamento dell'energia in eccesso sotto forma di grasso. Man mano che i livelli di glucosio diminuiscono, anche la nostra energia diminuisce. Questo ciclo di zucchero nel sangue estremamente alto seguito da zucchero nel sangue estremamente basso è ciò che causa il diabete. Può anche innescare e mangiare abbuffate. Quando il nostro livello di zucchero nel sangue diventa molto basso, mangiare di nuovo lo fa tornare su. Il corpo invia segnali che ci obbligano a mangiare e spesso il risultato è l'eccesso di cibo. Questo è un ciclo di feedback di causa ed effetto in cui è molto facile rimanere intrappolati e da cui può essere difficile uscire.

Alimenti di qualità come frutta e verdura fresca, carne magra e pesce, sono più difficili da abbattere per il corpo e da cui estrarre energia. Il risultato è un aumento più lento della glicemia senza il picco malsano. Gli zuccheri estratti dal buon cibo fluiscono lentamente nel flusso sanguigno e forniscono energia costante per ore, invece che minuti. Consideralo come la differenza tra gettare un ceppo sul fuoco e gettare una bombola di gas sul fuoco. Il gas rilascerà enormi quantità di energia, ma sparirà tutto in pochi secondi. Il ceppo continuerà a bruciare e fornire calore per molto tempo.

Gli Alimenti Trasformati Sono Poveri di Nutrienti

Un altro aspetto della dieta fast food / cibo in scatola è che è generalmente povero di nutrienti necessari per una buona salute. La lavorazione degli alimenti, come la macinatura, l'ebollizione e la conservazione, elimina preziose vitamine, minerali e altri nutrienti. Il nostro corpo reagisce alla mancanza

11

di nutrienti insistendo sul fatto che mangiamo di più per recuperarli. Un altro ciclo che si autoalimenta: i cibi che mangiamo non ci nutrono e il nostro corpo ne richiede di più, anche quando non abbiamo fame, nel vano tentativo di ricostituire le riserve di nutrienti. Molti alimenti trasformati contengono additivi chimici che non sono digeribili. Per sbarazzarsi di queste sostanze chimiche, il corpo si esaurisce ulteriormente dei nutrienti necessari per eliminare gli additivi.

Gli alimenti ricchi di nutrienti sostituiscono le riserve di vitamine e minerali di cui il corpo ha bisogno. Ecco perché mangiare un pasto sano e di qualità soddisfa senza necessariamente sentirsi sazi. Il corpo mancava di nutrienti, non di calorie.

Lo Zucchero Crea Dipendenza

Probabilmente l'aspetto più insidioso di una dieta ricca di zuccheri è che può creare dipendenza. Sempre più scienziati stanno cercando di dimostrare che lo zucchero può creare dipendenza come le droghe pesanti come la cocaina. Lo zucchero, a dosi elevate, altera la chimica del cervello allo stesso modo della cocaina e dell'eroina. Come altri farmaci che creano dipendenza, più zucchero viene ingerito, più si vuole mangiare. È ancora un altro modello ciclico che si rafforza nel mangiatore incontrollato.

Limitare o evitare lo zucchero trasformato è il modo migliore per affrontare la dipendenza. Ma più importante che rimuovere gli alimenti dalla vostra dieta è aggiungere tanto cibo denso di nutrienti quanto il vostro corpo ha bisogno per crescere, guarire e alimentarsi. Alimenti come carni magre, frutta e verdura fresca, pesce, noci e semi vi daranno tutti gli elementi costitutivi e l'energia costante di cui avete bisogno. Non si tratta di scegliere cibo buono rispetto a cibo cattivo. Se mangiate cibi buoni che vi piacciono e che sono sani, probabilmente vi accorgerete di volere meno cibo trasformato.

Decidere quando mangiare può essere importante quanto cosa mangiare. I pasti dovrebbero essere distanziati per ridurre al minimo la fame. La fame è il peggior fattore scatenante del binge eating. Se si è affamati, le possibilità di evitare un'abbuffata alimentare sono molto scarse. Un programma ideale prevede che la colazione venga servita il più tardi possibile, ma non così tardi che i morsi della fame vi fanno mangiare troppo. Più tardi si consuma la colazione, più lungo è il "periodo di digiuno" tra la cena della sera prima e la colazione. Più lungo è il periodo di digiuno, più calorie vengono consumate. Allo stesso modo, cenare prima allungherà il periodo di digiuno favorendo così la perdita di peso. Ancora una volta, la cena non dovrebbe essere così presto da farti venire di nuovo fame prima di andare a letto, perché alla fine questo porterà a mangiare troppo.

Controllare quali cibi mangi e quando li mangi può alleviare molti dei fattori che portano al binge eating. Passare a una dieta alimentare di alta qualità che limiti l'assunzione di alimenti trasformati farà il massimo per aiutarvi a vivere una vita più sana.

Capitolo 3: Porre Fine alla Dieta e ad Altre Cattive Abitudini

Le diete alla moda non funzionano. La maggior parte delle diete vi aiuterà a perdere peso a breve termine. Ma la stragrande maggioranza delle persone recupera tutto il peso perso. Spesso guadagnano più di quanto hanno perso in primo luogo. Le diete sono solite molto restrittive sia nei tipi di alimenti che potete mangiare che nella quantità. Rimanere a dieta può essere un duro lavoro. Soprattutto se non vi piacciono i tipi di cibi che potete mangiare. Le diete sembrano una punizione, e alla fine ci allontaniamo da loro e ci ritroviamo tra le braccia in attesa di un'abbuffata di cibo.

Le diete sono progettate per fallire. Pensiamo alle diete come una sofferenza temporanea che possiamo fermare una volta perso il peso di cui vogliamo liberarci. Quindi, anche se riuscite a perdere ogni grammo di peso che volevate perdere, non c'è niente che vi impedisca di recuperare tutto una volta che avete interrotto la dieta. Poche persone arrivano così lontano. Le diete vengono generalmente interrotte molto prima che vengano raggiunti gli obiettivi di perdita di peso. Fallire una dieta ci fa sentire deboli e senza speranza. La dieta è una delle tante cattive abitudini che portano al binge eating.

Le dipendenze da cibo, come la dipendenza da droghe e alcol, possono essere molto difficili da controllare. Le abitudini, d'altra parte, sono relativamente facili da cambiare. Le abitudini derivano dalla ripetizione e dalla routine. C'è poco o nessun attaccamento emotivo a un'abitudine. Annullare una cattiva abitudine può essere semplice come fare qualcos'altro ancora e ancora finché non diventa abituale. Alcune cattive abitudini comuni che si nutrono di cibo sono:

Aspettare Troppo a Lungo per Mangiare

Pensate che se resistete e aspettate prima di mangiare perderete più peso. O forse avete solo perso la cognizione del tempo e non ve ne siete resi conto fino a quando non siete stati molto affamati. In entrambi i casi è probabile che ora stiate mangiando troppo. È quasi impossibile non farlo quando siete dei mangiatori incontrollati. Questa abitudine può essere facilmente interrotta pianificando gli orari dei pasti e avendo il cibo preparato e pronto per essere consumato.

Giornata Libera (abbuffata)

Alcune persone credono che lasciarsi abbuffare periodicamente faccia uscire la voglia dal proprio organismo. Un giorno alla settimana vi permettete di mangiare quello che volete in qualsiasi quantità. Questa è una cattiva idea perché rafforza l'idea che il binge eating a volte sia accettabile. Molto rapidamente inizierà ad accadere più spesso e quindi ogni giorno è potenzialmente un giorno libero.

Mangiare in Macchina

Lo facciamo tutti, ma è una cattiva abitudine, soprattutto per i mangiatori incontrollati. In auto si è isolati dal mondo esterno e si può mangiare in privato. Questo è esattamente il numero di persone che preferiscono abbuffarsi. I tipi di alimenti che si mangiano in macchina sono quasi interamente confezionati o fast food. Quindi, anche se non vi abbuffate in macchina, i cibi che mangiate lì sono sicuri di essere al massimo di calorie vuote.

Nient'altro che Alimenti Trasformati in Casa

Mangiare solo alimenti trasformati può causare un eccesso di cibo, come discusso nel capitolo precedente. Avere solo questi tipi di alimenti a portata di mano significa che è quello che mangerete quando avrete fame. Dovreste sempre avere cibi buoni prontamente disponibili.

Mangiare Cibi che Non Ci Piacciono

Pensiamo che per perdere peso e stare in salute, dobbiamo soffrire. Parte di quella sofferenza sta nel mangiare cibi che non ci piacciono perché fanno bene. Se vi viene fame e avete in casa solo cavoli da mangiare, potreste finire per uscire a mangiare al fast food. Comprate e mangiate cibi sani che volete mangiare.

Pensare all'Esercizio come Punizione

Tendiamo a pensare all'esercizio fisico come una penitenza per aver mangiato troppo. Quando la pensiamo in questo modo, è una fatica. Dovete sforzarvi di andarvene, e non vedete l'ora che sia tutto finito. Non ci vuole molto prima che smetta di andare del tutto. L'esercizio fisico, come i cibi sani, deve essere piacevole perché ci sia la possibilità che voi li manteniate. Scegliete qualcosa che vi piace fare per l'esercizio fisico. Essere attivi è una delle cose migliori che potete fare per voi stessi. Trovate qualcosa che vi piace e fatelo.

Fare uno Spuntino

Fare uno spuntino può essere un modo efficace per frenare l'appetito o trattenervi fino al pasto successivo. Il più delle volte, tuttavia, è solo una cattiva abitudine che può rapidamente trasformarsi in abbuffate. Se dovete mangiare degli snack, limitateli a cibi sani in piccole porzioni.

Alcool

Bere alcol abbassa le inibizioni e spesso finisce con l'eccesso di cibo. Un'abbuffata alimentata da alcol è particolarmente dannosa perché ci sono molte calorie nella maggior parte delle forme di bevande alcoliche. Una notte di bevute può significare consumare tante calorie quanto un intero pasto. Il bere pesante può farvi assumere più calorie di quante ne dovreste assumere in un giorno intero di pasti. Bere meno spesso e mangiare un buon pasto prima di bere può aiutare, ma è meglio evitarlo il più possibile.

Smettere di stare a dieta è facile. Anche cambiare altre cattive abitudini è generalmente abbastanza facile. Un po' di pianificazione in anticipo risolve la maggior parte di loro, il resto ha solo bisogno di una buona abitudine per sostituirli. Il vantaggio di rinunciare a tutti è una maggiore capacità di evitare episodi di abbuffate.

La dieta non aiuta. Molti di noi hanno seguito diete per tutta la vita. Non perdiamo peso in modo permanente con le diete e, peggio ancora, ci mantengono in un ciclo di fame noi stessi, poi abbuffate, vergogna e ritorno alla dieta. È una trappola che ci trattiene dal fare il lavoro che effettivamente ci guarirà. Altre cattive abitudini hanno un effetto simile. L'eliminazione delle cattive abitudini legate al cibo libera la strada dagli ostacoli per una salute migliore. E' l'inizio se la costruzione di un piano per come si mangia andando avanti.

Capitolo 4: Creare un' Alimentazione Sostenibile e Abitudini di Vita

Come abbiamo visto, le diete non vi aiuteranno a perdere peso. Non vi aiuteranno nemmeno con il binge eating; infatti la dieta può essere parte del ciclo che ci porta a mangiare binge eating. Quando una dieta ci delude, entriamo in un'alimentazione caotica e non pianificata. Questi sono i momenti in cui facciamo il maggior danno a noi stessi con il cibo. Le scelte alimentari vengono fatte al momento e tendono ad essere cibi di conforto elaborati. Desideriamo ardentemente i cibi che ci è stato proibito di mangiare nella dieta che abbiamo appena smesso. Anche se non ha un buon sapore, lo mangiamo ribellandoci all'oppressione della dieta. Mangiare caotico non è una soluzione, quindi cosa dovremmo fare? La risposta è essere intelligenti su come mangiate. Scegliere cibi buoni e pianificare i pasti in anticipo.

Le diete falliscono perché sono restrittive e vi prendono i vostri cibi preferiti. Invece di portare via gli alimenti, aggiungete cibi freschi densi e nutrienti di alta qualità. Mangiate abbastanza di questi alimenti per dare energia e saziare il vostro corpo.

È importante ricordare di trovare i cibi sani che vi piace mangiare. A tutti piace l'idea del cavolo nero, ma a nessuno piace davvero mangiarlo. Se cercate di forzarvi a mangiarlo, siete tentati da un'abbuffata di contraccolpi. Mangiare cibo dovrebbe essere piacevole, non noioso. Se vi piace mangiare in questo modo continuerete a farlo. Altrimenti non lo farete. Non siete limitati a cibi sani. Altri cibi meno sani possono ancora essere mangiati, ma non sono più il fulcro del pasto. Dal momento che potete mangiare quello che volete veramente, non ci sono restrizioni a cui ribellarvi. Se avete voglia di qualcosa che potete avere, assicuratevi di prendervi cura prima di tutto di tutte le esigenze nutrizionali del vostro corpo.

Pianificare i pasti vi dà il massimo controllo sull'assunzione di cibo. Quando decidete cosa mangiare in anticipo, potete scegliere cibi che vi riempiano e vi nutrono. Avete più controllo sulle dimensioni delle porzioni quando pianificate un pasto. La maggior parte delle persone mangia tutto ciò che ha di fronte anche se è più di quanto volesse veramente. Impostando in anticipo una dimensione della porzione, è possibile ridurre il consumo eccessivo. Potete anche controllare la quantità di alimenti trasformati che mangiate. Questo vi permette di avere gli alimenti che desiderate, ma in quantità minore, mescolati con alimenti nutrienti.

Avere un programma alimentare include anche decidere quando mangiare. Come discusso in precedenza, i tempi dei pasti svolgono un ruolo nell'evitare i trigger, oltre a massimizzare l'uso dell'energia derivata dal cibo. Distanziare i pasti più lontano aumenta il numero di calorie bruciate, ma rischia anche di aumentare la fame e aumentare il rischio di abbuffate. Trovare un equilibrio tra i due è necessario e dipende dai vostri obiettivi. Se la perdita di peso è la ragione principale per cambiare le vostre abitudini alimentari, distribuite di più i pasti, soprattutto il tempo tra la cena e la colazione. Se la fine delle abbuffate è la vostra preoccupazione principale, sarebbe meglio abbreviare il tempo tra i pasti.

Una decisione importante da prendere nel vostro piano alimentare è se volete o meno consentire gli spuntini. Gli spuntini possono essere un problema. Quando mangiamo in modo incontrollato, non pensiamo consapevolmente al cibo o mangiandolo. In altre parole, non siamo consapevoli del nostro cibo. Quando mangiate qualcosa che vi piace, il cibo dovrebbe avere la vostra piena attenzione. Se lo mangiate senza pensarci e non ve ne accorgete nemmeno, perché prendersi il disturbo di mangiarlo? Fare uno spuntino di solito non è mangiare consapevolmente. Mangiamo qualcosa mentre lavoriamo o guardiamo la televisione. Questo potrebbe essere il motivo per cui fare spuntini ci porta a mangiare troppo facilmente. Ma se pianificate degli spuntini, vanno bene. Spuntini gustosi e di alta qualità pre-porzionati possono trattenerti tra i pasti e impedirvi di arrivare al punto di fame vorace dove le abbuffate sono inevitabili. Avendo un piano alimentare, potete fare degli spuntini una parte benefica del vostro percorso quotidiano. Senza pianificazione, fare spuntini è un invito all'abbuffata.

Pianificando i cibi che mangiate e programmando gli orari in cui li mangiate, eliminate molte delle insidie che portano ad abbuffarsi. Vi date anche la possibilità di controllare l'assunzione di cibo e di personalizzarlo per raggiungere gli obiettivi che vi siete prefissati. Decidete voi se volete adattare il vostro piano per perdere peso, gestire l'eccesso di cibo o entrambe le cose.

Insieme a un piano alimentare, un piano per dormire a sufficienza ed esercizio fisico renderà il vostro programma alimentare molto più efficace. Il sonno e l'esercizio fisico vi rafforzano e vi riempiono.

Trovare una forma di esercizio che vi piaccia veramente e programmare il tempo per farlo regolarmente migliora ulteriormente la vostra capacità di controllare il vostro mangiare e la vostra vita. L'ideale sarebbe fare qualcosa che vi piace fare e che non vedete l'ora di fare. Se è qualcosa che si vuole fare, ci sono molte più possibilità di continuare a farlo.

Infine, dormire a sufficienza è necessario per ottenere tutti i benefici dal modo in cui mangiate e vi allenate. Una notte di sonno completa vi permetterà di perdere peso. Quando si è privati del sonno, il corpo si aggrappa al peso ed è estremamente difficile perderlo. L'esercizio rompe muscoli e ossa. Il corpo ripara e rafforza i muscoli e le ossa meglio quando dormite. Il buon cibo, l'esercizio fisico e il sonno adeguato vi aiuteranno a guardare e a sentirvi al meglio. Il modo in cui vi vedete va molto verso il modo in cui vi trattate.

Ora avete gli strumenti per cambiare il vostro modo di mangiare e di sentirvi. Si ha il controllo su molti dei fattori scatenanti che fanno scintillare il cibo. Gli effetti di trigger non sotto il vostro controllo possono essere attenuati o evitati completamente grazie ai piani che avete in atto. Con questi strumenti la spinta al binge eating può essere gravemente indebolita o eliminata del tutto. L'ultima parte del puzzle è mantenere il piano alimentare e isolare ulteriormente da una possibile ricaduta. .

Capitolo 5: Accettazione di sé ed Evitare le Ricadute

Una volta che avete sotto controllo i vostri trigger e mangiate pasti sani e nutrienti ad orari regolari e tutto va bene, come si fa a evitare una ricaduta? Come discusso nei capitoli precedenti, evitare i trigger è estremamente importante. Ma a volte i trigger sono difficili da evitare. Avere un'immagine del corpo negativa rende il vedersi allo specchio un potenziale fattore scatenante. È piuttosto difficile evitare se stessi, quindi se l'immagine negativa del corpo è un fattore scatenante per voi, allora dovrete trovare il modo di migliorare il vostro modo di vedere voi stessi.

L'immagine del corpo negativa significa sentirsi a disagio nella propria pelle. Non credete di essere attraenti o di essere degni di essere attratti dagli altri. Provate ansia e vergogna per le dimensioni del vostro corpo e vi vedete come un fallimento per averlo permesso.

Può fungere da stimolo per alcuni, ma anche se non porta direttamente a mangiare troppo e ad abbuffarsi può avere un ruolo in una ricaduta. Quando vi sentite bene per il vostro aspetto, fare il lavoro per apparire e sentirsi in salute è più facile. Se non vi piace il vostro aspetto, può trascinare giù il vostro umore e la vostra capacità di fare scelte salutari. Mantenere un'immagine corporea positiva di noi stessi è importante per mantenere una vita senza abbuffate. Se, ogni volta che vi vedete allo specchio vi deprimete, potreste finire in un ciclo di sovralimentazione. Questo capitolo riguarda il miglioramento dell'immagine corporea e altri modi per ridurre il rischio di ricadere nell'eccesso di cibo.

Le cause dell'immagine negativa del corpo sono in gran parte dovute alla presentazione di corpi ideali come normali nei media. I bambini crescono in un mondo credendo che i corpi impeccabili che vedono nei media siano come dovrebbero apparire e che siano difettosi. Ci lasciamo prendere dal confronto con i corpi perfetti che vediamo e ci troviamo a mancare. Sentirsi in questo modo sul proprio corpo può farvi sentire eccessivamente coscienti di voi stessi in pubblico. I sentimenti negativi sul vostro aspetto sono sentimenti negativi su chi vi vedete. Esistono modi per combattere l'immagine negativa del corpo.

Accettatevi per Quello che Siete

Nessuno è perfetto. Vuoi assomigliare a quell'attore o top model? Non è possibile. *Non* sembrano nemmeno così! Squadre di formatori, dietisti, truccatori, terapisti del sonno, chirurghi plastici e altri vengono pagati un sacco di soldi per mantenerli il più belli umanamente possibile. Anche con tutto questo aiuto e un fotografo professionista sotto un'illuminazione perfetta, le loro foto vengono comunque scattate. La perfezione non esiste. Queste immagini potenziate di persone potenziate vi vengono mostrate appositamente per farvi sentire inferiori, in modo che possiate acquistare più prodotti.

Ignorate i Media

Evitate le offerte mediatiche che presentano solo immagini e discussioni "ideali" del corpo. I settori della pubblicità, della moda e dell'intrattenimento non sono vostri amici quando si tratta di immagine corporea. Niente vi farà sentire male per la vostra immagine corporea più velocemente che confrontarvi con una super modella alta un metro e ottanta con curve sorprendenti e una vita sottile come una matita, o con quell'attore perfettamente cesellato con gli addominali. È facile cadere nella trappola. Le immagini di corpi perfetti sono ovunque. Ma, se si distoglie lo sguardo dal portariviste, dalla televisione o dal telefono e si guarda la gente intorno a sé. Non assomigliano neanche alle persone in quelle foto. Probabilmente vi assomigliano molto.

Concentratevi sugli Aspetti Positivi

Trovate un paio di cose del vostro corpo che vi piacciono e concentratevi su queste cose quando emergono pensieri negativi. Meglio ancora, provate a vedere voi stessi attraverso gli occhi di qualcuno che vi adora. Che cosa piace loro del vostro corpo? Invece di rimproverarvi per le imperfezioni, concentratevi sulle vostre qualità positive. Fate lo stesso per le altre persone. Non ci sono buone ragioni per fare commenti negativi sul vostro corpo o sul corpo di altre persone.

Fate un po' di esercizio

L'esercizio fisico non solo vi farà sentire meglio e vi farà apparire più belli, ma può farvi sentire forti e sicuri di voi stessi. Come per le scelte alimentari, scegliere una forma di esercizio che trovate piacevole renderà più facile mantenerla. Escursionismo, nuoto, paddle board, sport di squadra e individuali o qualsiasi altra cosa che aumenti il vostro battito cardiaco e vi faccia sudare un po'. L'ideale sarebbe trovare un'attività fisica impegnativa che vi piaccia al punto da diventare qualcosa che non vedete l'ora di fare.

L'esercizio fisico è molto importante per evitare di abbuffarsi anche per chi non ha problemi di immagine corporea.

La forza e l'aumento di energia che derivano da un'attività fisica regolare rendono più facile non dover mangiare troppo.

Dormite

Non dormire a sufficienza può essere dannoso per l'immagine del corpo. Può farvi ingrassare e può farvi sembrare più vecchi e, beh, stanchi. Il sonno ringiovanisce. Il vostro corpo si ripara e si rigenera mentre dormite. Sembrerete più sani perché sarete più sani. Una notte di sonno completa può anche rinvigorire lo spirito quando i livelli di energia aumentano.

Tagliate la Corda

Si verificano ricadute. Non ha davvero senso picchiarvi per essere caduti dal carro. L'arrabbiatura per una ricaduta vi rimette in un ciclo di vergogna che vi ha portato qui in primo luogo. Riconoscete che si tratta di un problema difficile e che ci saranno delle battute d'arresto, ma che siete su una strada percorribile verso la salute e ci riuscirete. Tutto quello che potete fare è dare a voi stessi la migliore possibilità di avere successo ogni giorno.

Prendetevi Cura di Voi Stessi

Il modo per sconfiggere il binge eating è attraverso la cura di sé. Prendersi cura di sé con un buon cibo che soddisfi tutte le esigenze del proprio corpo e il proprio bisogno di godersi ciò che si mangia. Dormire e fare esercizio fisico a sufficienza per rendervi più sani e più felici è la cura di sé. Incoraggiare un'immagine positiva del corpo significa anche prendersi cura di se stessi accettando e persino apprezzando chi siete. Quindi, abbiate cura di voi stessi e rimanete in salute!

Conclusione

Grazie per essere arrivati alla fine di Binge Eating: *Guida per fermare e superare l'eccesso di cibo*, speriamo che sia stata informativa e in grado di fornirvi tutti gli strumenti necessari per raggiungere i vostri obiettivi, qualunque essi siano.

Il prossimo passo è decidere che volete cambiare la vostra vita. Siete pronti a fare il lavoro necessario per migliorare la vostra vita? Per uscire dal percorso che porta all'obesità, al diabete, alla cattiva salute mentale e fisica e alla morte prematura? Iniziate con la volontà di cambiare.

Ora che sapete perché alcuni cibi e abitudini alimentari causano obesità e diabete, potete prendere decisioni informate su cosa mangiare e quanto. Il fattore nella scelta degli orari in cui mangiate, e avete la possibilità di personalizzare il vostro piano alimentare per raggiungere gli obiettivi specifici che vi siete prefissati. Se si sceglie di perdere peso, basta evitare di abbuffarsi, o entrambi, dipende da voi.

Sembra che si tratti di un sacco di lavoro. Fortunatamente, i passaggi sostenuti in questo libro sono relativamente facili. Non vi viene chiesto di rinunciare al cibo che amate o di sudare nella miseria come fate gli esercizi che odiate. Non vi viene chiesto di mettervi a dieta. In realtà, dovreste abbandonare del tutto la dieta. La dieta non vi aiuterà, e infatti può farvi male, facendovi ribellare e tornare a mangiare a sbronze. La dieta fa spesso parte del ciclo di abbuffate che vi impedisce di vivere la vita al massimo. Per questi motivi, la dieta dovrebbe essere rifiutata.

Trovare modi per guarire da un'abbuffata che siano sostenibili - nel senso che sono piacevoli da fare, è più facile continuare a farlo, è la chiave per un cambiamento duraturo della vita e per liberarsi dall'eccesso di cibo. Potete cambiare la vostra vita, e ora avete gli strumenti per farlo.

Quindi uscite e vivete la vostra vita migliore. Una vita piena di attività divertenti e un'alimentazione sana e gioiosa che vale la pena vivere. Siate liberi dalle abbuffate e dalla vergogna e dall'autolesionismo che ne derivano. Godetevi di essere pienamente eccitati e guariti dal cibo che mangiate, e non trascinati giù da esso. Vivete nella fiducia che riuscirete ad avere successo, anche se avete una ricaduta, la via del ritorno alla salute è qui per voi. Siate a vostro agio nel vostro corpo e sicuri di voi stessi in mezzo alle altre persone senza essere vittime di problemi fisici negativi. Vivere come esempio per gli altri che si può conquistare il mangiare in abbondanza.